46 Recetas De Comidas Para Solucionar Sus Problemas De Constipación:

Mejore Su Digestión Mediante Elecciones Inteligentes De Comidas Y Recetas Bien Organizadas

Por

Joe Correa CSN

DERECHOS DE AUTOR

Esta publicación está diseñada para proveer información precisa y autoritaria respecto al tema en cuestión. Es vendido con el entendimiento de que ni el autor ni el editor están envueltos en brindar consejo médico. Si éste fuese necesario, consultar con un doctor. Este libro es considerado una guía y no debería ser utilizado en ninguna forma perjudicial para su salud. Consulte con un médico antes de iniciar este plan nutricional para asegurarse que sea correcto para usted.

RECONOCIMIENTOS

Este libro está dedicado a mis amigos y familiares que han tenido una leve o grave enfermedad, para que puedan encontrar una solución y hacer los cambios necesarios en su vida.

46 Recetas De Comidas Para Solucionar Sus Problemas De Constipación:

Mejore Su Digestión Mediante Elecciones Inteligentes De Comidas Y Recetas Bien Organizadas

Por

Joe Correa CSN

CONTENIDOS

ACERCA DEL AUTOR

Luego de años de investigación, honestamente creo en los efectos positivos que una nutrición apropiada puede tener en el cuerpo y la mente. Mi conocimiento y experiencia me han ayudado a vivir más saludablemente a lo largo de los años y los cuales he compartido con familia y amigos. Cuanto más sepa acerca de comer y beber saludable, más pronto querrá cambiar su vida y sus hábitos alimenticios.

La nutrición es una parte clave en el proceso de estar saludable y vivir más, así que empiece ahora. El primer paso es el más importante y el más significativo.

INTRODUCTION

46 Recetas De Comidas Para Solucionar Sus Problemas De Constipación: Mejore Su Digestión Mediante Elecciones Inteligentes De Comidas Y Recetas Bien Organizadas

Por Joe Correa CSN

La constipación es un problema muy común a lo largo del mundo y todos la sufren de vez en cuando. Aproximadamente 42 millones de personas tienen problemas de constipación. Todos tenemos hábitos diferentes al ir al baño. Aun así, para algunos una o dos veces por semana es algo totalmente normal, aunque idealmente debería ir al menos una vez por día.

Los síntomas más comunes para la constipación son calambres en el estómago, no poder vaciar sus intestinos, o dolor al ir al baño. Esto puede tener efectos psicológicos que son seguidos por pérdida de apetito y ansiedad.

Movimientos intestinales irregulares o una dieta desbalanceada pueden causar constipación, y esto es muy difícil y doloroso. La razón para estar constipado puede ser cualquiera de las siguientes: desde condiciones médicas diferentes, problemas con el sistema digestivo, medicinas, y hasta una dieta poco saludable. Sin embargo, la principal razón por la cual las personas sufren esta condición es por lo que comen.

Hay muchas cosas que puede hacer para prevenir y eliminar la constipación. Este libro ofrece muchas recetas balanceadas para ayudar a disminuir la constipación. Esta colección de recetas deliciosas está basada en alimentos repletos de fibra y otros nutrientes saludables. Son fáciles de hacer y verá resultados en poco tiempo.

Este libro ofrece algunas ideas geniales para hacer su mesa simplemente irresistible. Agregando suficiente fibra e ingredientes específicos a su dieta, usted podrá reducir e incluso curar la constipación en unos pocos días. ¿Suena increíble? Bueno, ¡lo reto a probar algunas de estas recetas por unos días y vea los resultados!

Este libro incluye muchas "súper comidas para la constipación", y no solo eso, también tienen el poder de mejorar su salud en general.

46 RECETAS DE COMIDAS PARA SOLUCIONAR SUS PROBLEMAS DE CONSTIPACIÓN: MEJORE SU DIGESTIÓN MEDIANTE ELECCIONES INTELIGENTES DE COMIDAS Y RECETAS BIEN ORGANIZADAS

1. Estofado de Venado Blando con Ciruelas Pasas

Ingredientes:

21 onzas hombro de venado, en trozos del tamaño de un bocado

1 taza de crema agria

2 ½ tazas de caldo de carne

½ cucharadita de pimienta negra molida fresca

1 cucharadita de sal

5 cucharadas de aceite vegetal

4 cebollas grandes, cortadas finamente

7 onzas ciruelas pasas, en rodajas

2 cucharadas de arándanos frescos

1 taza de vinagre de vino tinto

½ taza de crema batida

1 hoja de laurel

Preparación:

En una taza pequeña, combinar el vinagre con la hoja de laurel y arándanos. Verter la mezcla sobre las ciruelas pasas y dejar reposar por 30 minutos.

Calentar el aceite a fuego medio/alto. Agregar el venado trozado y cocinar por 5-6 minutos. Añadir las cebollas picadas y continuar cocinando hasta que trasluzcan. Sazonar con sal y pimienta y agregar el caldo de carne gradualmente, media taza por vez, revolviendo constantemente.

Cuando la carne esté blanda por la mitad, añadir las ciruelas pasas. Reducir el fuego al mínimo y cocinar por 45 minutos.

Agregar la crema batida y crema agria y servir caliente.

Información nutricional por porción: Kcal: 380, Proteínas: 49g, Carbohidratos: 38g, Grasas: 26g

2. Omelette de Arroz con Cebollas de Verdeo

Ingredientes:

4 cucharadas de aceite de oliva

3 huevos enteros

1 taza de arroz

4 cebollas de verdeo grandes, trozadas

½ cucharadita de pimienta negra molida fresca

1 cucharadita de sal

Preparación:

Primero, deberá cocinar el arronzas Usar las instrucciones del paquete o simplemente combinar 1 taza de arroz con 3 tazas de agua. Hervir y revolver. Reducir el fuego al mínimo y cocinar hasta que el agua evapore. Remover del fuego y dejar enfriar. Transferir a una fuente para servir.

Calentar el aceite de oliva en una sartén grande, a fuego medio/alto. Batir los huevos en una taza y sazonar con sal (1/4 cucharadita). Verter los huevos a la sartén y freír por 2 minutos. Dar vuelta y cocinar 1 minuto más. Remover el fuego y cortar en tiras de ½ pulgada de espesor. Transferir a la fuente con arronzas Añadir más sal y pimienta y revolver.

Cubrir con cebollas picadas y servir.

Información nutricional por porción: Kcal: 245, Proteínas: 18g, Carbohidratos: 40g, Grasas: 22g

3. Hamburguesas de Vegetales

Ingredientes:

7 onzas zanahoria, en rodajas

3.4 onzas coliflor, trozada

7 onzas brócoli, trozado

7 onzas col rizada, trozada

1 huevo

3.5 onzas migajas de pan

½ taza de harina común

2 cucharadas de aceite de oliva extra virgen

1 cucharadita de sal

Para la salsa:

½ taza de yogurt líquido

½ taza de mayonesa sin grasa

¼ taza de salsa de tomate sin azúcar

Preparación:

Poner los vegetales trozados en una cacerola profunda. Añadir suficiente agua para cubrir y una cucharadita de sal. Cocinar hasta que ablanden. Remover del fuego y colar. Dejar enfriar un rato y transferir a una procesadora. Pulsar para combinar y poner en una taza.

Batir un huevo y harina con los vegetales. Usando sus manos, formar las hamburguesas de 1 pulgada de espesor. Sumergirlas en migajas de pan.

Calentar el aceite de oliva en una sartén grande. Freír cada hamburguesa por 3-4 minutos de cada lado, y transferir a una fuente.

Preparar la salsa combinando el yogurt con la mayonesa y salsa de tomate. Dejar reposar por un rato y servir.

Información nutricional por porción: Kcal: 276, Proteínas: 39g, Carbohidratos: 41g, Grasas: 30g

4. Orecchiette de Brócoli

Ingredientes:

1 paquete (10 onzas) orecchiette

1lb brócoli

3.5 filete de pechuga de pavo, rebanado finamente

1 cebolla grande, pelada y trozada finamente

7 onzas champiñones, en rodajas

2 dientes de ajo, molidos

½ taza de crema de cocinar

3 cucharadas de aceite de oliva extra virgen

1 cucharadita de sal

½ cucharadita de pimienta

2 cucharadas de parmesano rallado

Preparación:

Calentar el aceite de oliva en una sartén grande. Agregar la cebolla trozada y freír hasta que trasluzca. Añadir la pechuga de pavo y cocinar por 3-4 minutos, revolviendo constantemente. Agregar el ajo y champiñones, y revolver bien. Cocinar hasta que el líquido evapore, y añadir la crema de cocinar, sal, pimienta y brócoli. Si la mezcla es muy espesa, puede agregar ¼ taza de caldo vegetal. Reducir el fuego, tapar y hervir por 5 minutos más.

Usar las instrucciones del paquete para preparar la orecchiette. Colar y combinar con la salsa de brócoli. Servir caliente.

Información nutricional por porción: Kcal: 518, Proteínas: 48g, Carbohidratos: 53g, Grasas: 24g

5. Risotto con Estofado de Pechuga de Pavo y Apio

Ingredientes:

1lb pechuga de pavo, en trozos del tamaño de un bocado

7 onzas arroz de grano largo

1 cebolla mediana, pelada y trozada finamente

2 cucharadas de manteca derretida

1.5 onzas tallo de apio, en rodajas

1 cucharadita de nuez moscada, molida

¼ taza de jugo de manzana

Un puñado de perejil fresco

1 cucharadita de sal marina

½ cucharadita de pimienta negra molida fresca

Preparación:

Combinar el aceite con manteca en una sartén grande. Calentar a fuego medio/alto y agregar las cebollas y apio. Freír por 3-4 minutos y añadir la pechuga de pavo. Continuar hirviendo, agregando ¼ taza de agua por vez.

Añadir el jugo de manzana, perejil fresco y nuez moscada molida. Revolver bien y hervir. Remover del fuego.

Mientras tanto, cocinar el arronzas Puede usar las instrucciones del paquete para hacerlo o simplemente poner el arroz en una olla profunda y 4 tazas de agua. Cocinar a fuego medio hasta que el agua evapore. Revolver ocasionalmente.

Combinar el arroz con la salsa de pechuga de pavo y servir caliente. Puede decorar con perejil fresco.

Información nutricional por porción: Kcal: 413, Proteínas: 31g, Carbohidratos: 39g, Grasas: 20g

6. Espinaca China Al Vapor con Jengibre

Ingredientes:

14 onzas espinaca

1 cucharada de semillas de sésamo

1 cucharadita de jengibre, rallado

2 cucharadas de jugo de lima recién exprimido

¼ taza de agua

2 cucharadas de aceite de oliva

1 cucharadita de aceite de sésamo

½ cucharadita de sal

Preparación:

Lavar y limpiar las hojas de espinaca. Trozarlas y dejar a un lado.

Calentar aceite de oliva y aceite de sésamo en un wok grande. Añadir la espinaca y tapar. Cocinar por 10 minutos, quitar la tapa y agregar el jengibre, jugo de lima, semillas de sésamo y agua. Continuar cocinando por 5 minutos más.

Remover del fuego y servir.

Información nutricional por porción: Kcal: 209, Proteínas: 5g, Carbohidratos: 19g, Grasas: 14g

7. Pechuga de pavo con Ajo y Brócoli

Ingredientes:

1lb pechuga de pavo, en rodajas de 1 pulgada de espesor

1 cucharada de pimienta cayena

5 cucharadas de aceite vegetal

2 zanahorias grandes, en rodajas

1lb brócoli, en rodajas

2 dientes de ajo, molidos

4 cucharadas de aceite de oliva extra virgen

Preparación:

Combinar 5 cucharadas de aceite vegetal con 1 cucharada de pimienta cayena. Usando un cepillo de cocina, esparcir la mezcla sobre la pechuga de pavo. Dejar reposar por 30 minutos en la nevera.

Mientras tanto, poner la zanahoria en rodajas en una olla de agua hirviendo. Agregar una cucharadita de sal y cocinar por 10 minutos. Añadir el brócoli y continuar cocinando hasta que ablande. Remover del fuego y colar.

Calentar el aceite de oliva en una sartén grande y añadir el ajo, zanahoria y brócoli. Hervir por 5-6 minutos, y agregar la pechuga de pavo. Tapar y cocinar por 20 minutos.

Remover del fuego y servir.

Información nutricional por porción: Kcal: 175, Proteínas: 29g, Carbohidratos: 8.6g, Grasas: 22g

8. Ensalada de Frijoles con Huevos

Ingredientes:

1 huevo entero, hervido

1 taza de lechuga, cortadas finamente

½ taza de frijoles verdes, cocidos

½ taza porotos, cocidos

4 tomates cereza, por la mitad

1 cucharadita de ají picante molido

Unas aceitunas negras, en rodajas

3 cucharadas de aceite de oliva extra virgen

½ cucharadita de sal

1 cucharada de jugo de limón fresco

Preparación:

Primero, hervir el huevo. Ponerlo gentilmente en una olla con suficiente agua para cubrir. Hervir y cocinar por 10 minutos. Colar y poner le huevo bajo agua fría. Pelar y rebanar.

Mientras tanto, combinar los otros ingredientes en una taza grande. Añadir el aceite de oliva, jugo de limón fresco y sal. Mezclar bien para combinar. Cubrir con los huevos y servir.

Información nutricional por porción: Kcal: 191 Proteínas: 45g, Carbohidratos: 50g, Grasas: 19.8g

9. Ensalada de Frijoles Verdes y Rábano con Aceite de Oliva

Ingredientes:

1lb frijoles verdes

7 onzas rábano, en rodajas

5 onzas tomates cereza, por la mitad

1 cucharadita de sal

Aderezo:

4 cucharadas de aceite de oliva extra virgen

1 cucharadita de menta fresca, cortadas finamente

2 cebollas de verdeo, trozadas

2 cucharadita de jugo de lima recién exprimido

½ cucharadita de sal

Preparación:

Lavar y limpiar los frijoles y ponerlos en una olla profunda. Cubrir con agua y añadir una cucharadita de sal. Cocinar por 15-20 minutos. Remover del fuego y colar. Dejar enfriar y transferir a una taza. Añadir los tomates por la mitad y rábano en rodajas. Mezclar.

En otra taza, combinar los ingredientes del aderezo. Verter cobre la ensalada y servir frío.

Información nutricional por porción: Kcal: 200, Proteínas: 1.1g, Carbohidratos: 36g, Grasas: 27g

10. Curry de Pollo Asiático con Ciruelas Pasas

Ingredientes:

1lb filete de pollo, sin piel ni hueso

2 pimientos rojo grandes

1 pimiento verde pequeño

1 taza de jugo de naranja recién exprimido

4 ciruelas pasas, sin carozo

1 taza de caldo de pollo

1 cucharada de curry molido

1 cucharadita de sal

¼ cucharadita de pimienta negra molida fresca

4 cucharadas de aceite vegetal

Preparación:

Sazonar la carne con sal y jugo de naranja. Añadir las ciruelas pasas y marinar por 30 minutos. Remover de la marinada y cortar en trozos del tamaño de un bocado.

Calentar el aceite en un wok grande y añadir la pechuga de pollo. Freír por 3-4 minutos y agregar los pimientos, curry y pimienta. Continuar cocinando 2 minutos más.

Añadir el caldo de pollo y hervir. Reducir el fuego y hervir por 30 minutos.

Servir caliente.

Información nutricional por porción: Kcal: 496, Proteínas: 38g, Carbohidratos: 40.5g, Grasas: 26g

11. Ensalada de Rúcula con Parmesano

Ingredientes:

10 onzas rúcula fresca, desmenuzada

3.5 onzas queso parmesano rallado

Aderezo:

¼ taza de aceite de oliva extra virgen

2 cucharadas de vinagre de sidra de manzana

1 cucharada de jugo de naranja recién exprimido

1 cucharadita de Mostaza de Dijon

1 cucharada de crema agria

Preparación:

Batir los ingredientes del aderezo hasta que estén combinados. Reposar en la nevera por 30 minutos.

Poner la rúcula en una taza. Añadir el parmesano y mezclar.

Rociar con el aderezo y servir frío.

Información nutricional por porción: Kcal: 176, Proteínas: 18g, Carbohidratos: 21g, Grasas: 19g

12. Envueltos Frescos de Vegetales con Yogurt Griego

Ingredientes:

1 libra de pechuga de pollo, sin piel ni hueso

2 tazas de caldo de pollo

1 taza de yogurt griego sin grasa

1 taza de perejil fresco, trozado

½ cucharadita de sal marina

¼ cucharadita de pimienta molida

4 tazas de lechuga trozada

1 taza de tomate en cubos

½ taza de cebolla, en rodajas

1 paquete de tortillas de trigo integral

Preparación:

Combinar el caldo de pollo y la carne en una cacerola a fuego medio. Cubrir y hervir. Cocinar por 10-15 minutos a fuego medio/bajo. Remover del fuego y colar. Dejar reposar.

Trozar la carne en piezas del tamaño de un bocado. Mientras tanto, en una taza grande, combinar el yogurt griego, pollo, perejil, sal y pimienta. Mezclar gentilmente.

Esparcir esta mezcla sobre las tortillas y cubrir con lechuga, tomate y cebolla. Enrollar y servir.

Información nutricional por porción: Kcal: 167, Proteínas: 21.5g, Carbohidratos: 14.5g, Grasas: 5g

13. Hamburguesas de Lentejas con Ajo

Ingredientes:

2 tazas de lentejas, pre cocidas

3 dientes de ajo, molidos

½ taza de migajas de pan

¼ taza de queso parmesano reducido en grasa (recién rallado es mejor, pero lo que tenga servirá)

1 huevo, batido

2 tazas de agua

½ taza de harina de arroz

Sal y pimienta a gusto

Preparación:

En una taza mediana, aplastar las lentejas con un tenedor y luego mezclar con el ajo, migajas de pan y queso. Formar las hamburguesas y dejar a un lado. Batir el huevo y agua en una taza, harina y pimienta en otra taza.

Cubrir cada hamburguesa con la mezcla de harina, sumergir en el huevo y cubrir nuevamente con harina.

Calentar aceite a fuego medio/alto en una sartén. Freír las hamburguesas hasta que doren, unos 2-3 minutos de cada lado.

Servir sobre pan caliente con cilantro, yogurt, cebolla, tomates y lo que más le guste.

Información nutricional por porción: Kcal: 195, Proteínas: 19.8g, Carbohidratos: 16.1g, Grasas: 6.7g

14. Pollo Cremoso de Invierno

Ingredientes:

1 libra de pollo sin hueso, trozado

1 2/3 tazas de caldo de pollo

2/4 taza de cebollas picadas

½ taza de arroz negro

½ taza de queso Cottage bajo en grasas

3 cucharadas de yogurt griego sin grasa

¼ cucharadita de sal

½ cucharadita de albahaca

¼ cucharadita de orégano

¼ cucharadita de tomillo, molido

1/8 cucharadita de polvo de ajo

1/8 cucharadita de pimienta

Preparación:

Combinar el pollo y cebollas en una sartén y cocinar a fuego medio/alto hasta que el pollo esté listo. Esto debería llevar unos 20-30 minutos.

Poner el pollo y cebollas en una taza grande y añadir el caldo de pollo, arroz negro sin cocinar, albahaca, sal, orégano, tomillo, polvo de ajo, pimienta y queso Cottage. Mezclar bien hasta que quede bien combinado.

Poner la mezcla en una olla con tapa a presión.

Precalentar el horno a 350 grados. Hornear tapado por 30 minutos, o hasta que el arroz esté listo, revolviendo varias veces.

Destapar y cubrir con yogurt griego.

Cocinar por 5 minutos más hasta que el yogurt se haya derretido. Decorar con perejil antes de servir.

Información nutricional por porción: Kcal: 198, Proteínas: 23.5g, Carbohidratos: 16g, Grasas: 5g

15. Deslizadores de Batata y Champiñones

Ingredientes:

1 batata grande

1 taza de champiñones frescos

1 taza de queso Cottage bajo en grasas

3 claras de huevo

¾ taza de semillas de chía

¾ of a taza de arroz de grano largo

¾ of a taza de migajas de pan

1 cucharadita de estragón

1 cucharadita de perejil

1 cucharadita de polvo de ajo

1 taza de espinaca trozada

Preparación:

Verter 1 taza de agua en una olla pequeña. Hervir y cocinar el arroz hasta que esté ligeramente pegajoso. Esto debería llevar 10 minutos.

Al mismo tiempo, cocinar las semillas de chía hasta que estén blandas en otra cacerola. Trozar finamente los champiñones, y lavar bien la espinaca.

Mezclar todos los ingredientes juntos en una taza grande. Dejar reposar en la nevera por 15 a 30 minutos. Formar hamburguesas con la mezcla.

Asegurarse que las superficies de cocción estén limpias y engrasadas para que no se peguen las hamburguesas. Freír cada pieza a fuego medio por 5 minutos de ambos lados.

Información nutricional por porción: Kcal: 186, Proteínas: 22g, Carbohidratos: 19g, Grasas: 5.8g

16. Ensalada Dulce de Calabaza con Almendras

Ingredientes:

1 taza de calabaza trozada

1 taza de rúcula

3 cucharadas de almendras picadas

1 cucharadita de romero seco

½ cucharadita de tomillo seco

Aceite de oliva

Preparación:

Precalentar el horno a 350 grados. Engrasar una fuente con aceite de oliva. Esparcir la calabaza y rociar con romero y tomillo.

Hornear por 30 minutos.

Remover del horno y dejar enfriar.

Mientras tanto, combinar los otros ingredientes en una taza. Añadir la calabaza y un poco de aceite de oliva. Servir.

Información nutricional por porción: Kcal: 180, Proteínas: 4g, Carbohidratos: 28g, Grasas: 2.1g

17. Quínoa con Avellanas y Arándanos Agrios

Ingredientes:

1 taza de quínoa, cocida

3 cucharadas de avellanas, tostadas

½ taza de perejil fresco

1 cebolla pequeña, pelada y trozada

2 dientes de ajo

¼ cucharadita de sal

5 cucharadas de aceite de oliva

1 taza de champiñones, en rodajas

¼ taza de arándanos agrios, secos

Preparación:

Combinar las avellanas, perejil, sal y 3 cucharadas de aceite de oliva en una procesadora. Mezclar bien por 30 segundos.

Calentar el aceite de oliva restante en una sartén grande. Añadir la cebolla y ajo. Revolver bien y freír por varios minutos, hasta que doren.

Agregar la quínoa cocida, champiñones, y mezclar bien. Cocinar por otros 5 minutos, hasta que el agua evapore. Remover del fuego y transferir a una taza. Agregar la mezcla de avellanas y ¼ taza de arándanos agrios.

Mezclar bien y servir caliente.

Información nutricional por porción: Kcal: 160, Proteínas: 17g, Carbohidratos: 31g, Grasas: 12g

18. Estofado de Lentejas con Cúrcuma

Ingredientes:

10 onzas lentejas

1 cucharada de aceite de canola

1 zanahoria mediana pelada y en rodajas

1 papa pequeña, pelada y trozada

1 hoja de laurel

¼ taza de perejil, cortado finamente

½ cucharadas de polvo de cúrcuma

Sal a gusto

Preparación:

Derretir la manteca en una sartén mediana. Añadir la zanahoria, papa y perejil. Mezclar bien y freír, revolviendo, por 5 minutos.

Agregar las lentejas, 1 hoja de laurel, sal y ají picante. Añadir 4 tazas de agua y hervir. Reducir el fuego al mínimo, tapar y cocinar hasta que las lentejas ablanden.

Rociar con perejil antes de servir.

Información nutricional por porción: Kcal: 313, Proteínas: 36g, Carbohidratos: 42g, Grasas: 28g

19. Mozzarella Tricolor Cremosa de Desayuno

Ingredientes:

2 tomates grandes, en rodajas

3.5 onzas mozzarella, en rodajas

1 palta mediana, por la mitad y sin carozo

3 cucharadas de aceite de oliva extra virgen

½ cucharadita de sal

1 cucharadita de vinagre de sidra de manzana

½ cucharadita de tomillo seco, molido

Preparación:

Lavar y cortar los tomates en rodajas. Ponerlos en una fuente para servir.

Cortar la palta por la mitad y remover el carozo. Cortar en rodajas finas y hacer una capa sobre los tomates. Cubrir con mozzarella.

En una taza pequeña, batir el aceite de oliva, vinagre de sidra, tomillo, y sal. Rociar sobre el tricolor y servir.

Información nutricional por porción: Kcal: 340 Proteínas: 16.5g, Carbohidratos: 5.8g, Grasas: 31g

20. Copos de Frutilla y Coco Calientes

Ingredientes:

¼ taza de coco en copos, levemente tostado

1 taza de leche de almendra (puede usar leche de coco para más sabor)

1 cucharada de semillas de chía

1 cucharada de almendras, molidas

1 cucharada de aceite de coco

1 cucharadita de extracto de frutilla, sin azúcar

½ cucharadita de miel

Preparación:

Precalentar el horno a 350 grados. Poner papel manteca sobre una fuente, y engrasar con aceite de coco derretido.

Verter los copos en la fuente y tostar por 10-15 minutos. Remover del horno y transferir a una taza.

Agregar la leche de almendra, almendras molidas, semillas de chía, extracto de frutilla y miel. Revolver bien y servir caliente.

Información nutricional por porción: Kcal: 175, Proteínas: 3.1g, Carbohidratos: 8.6g, Grasas: 19g

21. Calabacín Horneado con Llovizna de Queso Azul

Ingredientes:

1 calabacín mediano, en rodajas longitudinales

2 huevos grandes

¼ taza de leche de almendra

½ taza de harina de almendra

2 dientes de ajo, molidos

1 cucharadita de orégano seco, molido

½ taza de gorgonzola

1 cucharadita de sal

½ cucharadita de pimienta

¼ taza de aceite de oliva extra virgen

Preparación:

Precalentar el horno a 350 grados. Engrasar una fuente cuadrangular con aceite de oliva y dejar a un lado.

Combinar el aceite restante con el ajo, orégano y pimienta. Dejar a un lado.

Cortar el calabacín longitudinalmente y rociar con sal. Dejar reposar por 5-7 minutos. Lavar bien y secar. Formar una capa en la fuente de hornear. Usar un cepillo para esparcir la mezcla de aceite de oliva sobre cada rodaja de calabacín, y hornear por 20 minutos.

Mientras tanto, batir los huevos, leche de almendra y harina de almendra. Usar una batidora eléctrica al máximo hasta que esté bien incorporado. Esparcir la mezcla sobre el calabacín y continuar cocinando por 5 minutos más.

Poner el queso gorgonzola en un microondas por 2 minutos. Rociar sobre el calabacín y servir caliente.

Información nutricional por porción: Kcal: 340, Proteínas: 19g, Carbohidratos: 7.3g, Grasas: 35g

22. Cacerola de Ajo y Shitake

Ingredientes:

1lb champiñones shitake, enteros

6 huevos

2 cebollas medianas, peladas

3 dientes de ajo, molidos

¼ taza de aceite de oliva

½ cucharadita de sal marina

¼ cucharadita de pimienta negra molida fresca

Preparación:

Precalentar el horno a 350 grados. Poner 2 cucharadas de aceite de oliva en una fuente de hornear. Poner los champiñones en la fuente. Hornear por 10-12 minutos. Remover y dejar enfriar un rato. Bajar el fuego a 200 grados.

Mientras tanto, pelar y trozar la cebolla. Separar las claras de huevo de la yema. Rebanar los champiñones en rodajas de ½ pulgada de espesor y poner en una taza.

Añadir las cebollas, aceite de oliva, claras de huevo, ajo, sal y pimienta. Mezclar bien.

Esparcir la mezcla en una fuente y hornear por 15-20 minutos.

Información nutricional por porción: Kcal: 319, Proteínas: 41g, Carbohidratos: 14g, Grasas: 34g

23. Espárragos Dulces con Queso parmesano

Ingredientes:

1lb espárragos frescos, sin rama

2 cebollas medianas, peladas y trozadas finamente

2 jalapeño pequeño, en rodajas

1 taza de caldo vegetal

¼ taza de jugo de lima fresco

1 cucharadita de extracto puro de naranja, sin azúcar

5 cucharadas de aceite de oliva extra virgen

1 cucharadita de romero seco, molidos

Preparación:

Calentar el aceite de oliva en una cacerola grande. Agregar las cebollas picadas y freír por 2-3 minutos, hasta que trasluzcan.

Poner los jalapeños, jugo de lima, extracto de naranja y romero en una procesadora. Añadir ½ taza de caldo vegetal y pulsar hasta que esté suave. Verter la mezcla en una sartén y reducir el fuego al mínimo. Hervir por 10 minutos.

Cuando la mayor parte del líquido se haya evaporado, añadir los espárragos y el caldo restante. Hervir y cocinar hasta que los espárragos estén blandos.

Servir caliente.

Información nutricional por porción: Kcal: 180, Proteínas: 4.9g, Carbohidratos: 7g, Grasas: 41g

24. Vegetales en Tiras al Wok

Ingredientes:

1 libra de champiñones, en rodajas

1 pimiento rojo mediano, cortado en tiras

1 pimiento verde mediano, cortado en tiras

7-8 floretes de coliflor

½ taza de queso parmesano

7-8 Brotes de Bruselas, por la mitad

1 cucharada salsa de tomate fresca, sin azúcar

1 tomate asado, trozado

1 cucharadita de sal

4 cucharadas de aceite de oliva extra virgen

Preparación:

Lavar bien los champiñones y cortarlos longitudinalmente.

En un wok grande, calentar el aceite de oliva a fuego medio/alto. Agregar los floretes de coliflor y brotes de Bruselas, y cocinarlos por 10 minutos, revolviendo constantemente. Añadir las tiras de pimiento, tomate asado, sal, salsa de tomate y queso parmesano. Revolver bien y cocinar por 10 minutos más.

Agregar los champiñones y continuar cocinando por 5-7 minutos más. Revolver bien y servir caliente.

Información nutricional por porción: Kcal: 313, Proteínas: 18.9g, Carbohidratos: 14g, Grasas: 32g

25. Estofado Picante de Coliflor

Ingredientes:

2 libras de floretes de coliflor

1 cucharada ají picante, molido

1 cucharada of aceite vegetal

6 onzas de pasta de tomate, sin azúcar

2 jalapeños, cortado en tiras

1 tomate grande trozado

1 cebolla grande, pelada y trozada finamente

1 taza de champiñones frescos, en rodajas

¼ cucharadas de sal

1 hoja de laurel

2 ½ tazas caldo vegetal

1 cucharadita de tomillo seco

3 dientes de ajo, molidos

Preparación:

Tomar una sartén y ponerla a fuego máximo. Calentar el aceite vegetal y agregar los floretes de coliflor. Cocinar, revolviendo constantemente, hasta que estén bien marrones. Transferir a una olla profunda. En la misma sartén, freír las cebollas a fuego medio, por 5 minutos.

Añadir los jalapeños, pasta de tomate, ají picante, ajo y sal. Continuar cocinando por 3-4 minutos. Transferir a la olla.

Agregar los ingredientes restantes y tapar. Poner el fuego al mínimo y cocinar por 1 hora.

Información nutricional por porción: Kcal: 180, Proteínas: 13g, Carbohidratos: 25g, Grasas: 8.9g

26. Pastel de Espinaca Cremoso sin Costra

Ingredientes:

1 paquete (9 onzas) de espinaca fresca, trozadas

4 huevos enteros

½ taza de leche de coco

2 onzas de queso feta desmenuzado

¼ taza queso parmesano rallado

½ taza queso Mozzarella rallado

3 cucharadas de aceite vegetal

1 cucharadita de sal

½ cucharadita de pimienta negra

Preparación:

Precalentar el horno a 350°F. Engrasar una fuente con aceite vegetal y dejar a un lado.

Batir los huevos bien en una taza. Añadir la leche gradualmente y batir bien al máximo. Agregar el parmesano y continuar batiendo hasta que esté bien combinado.

Poner la espinaca trozada en la fuente engrasada y añadir queso feta desmenuzado. Verter la mezcla de huevo encima y cubrir los ingredientes completamente.

Hornear por 40 a 45 minutos, o hasta que el queso se haya derretido y dorado.

Remover del horno y dejar reposar por 10-15 minutos antes de servir.

Información nutricional por porción: Kcal: 190, Proteínas: 15g, Carbohidratos: 8g, Grasas: 20g

27. Lechuga de cordero con Queso de cabra fresco y Tomates

Ingredientes:

5 tomates cereza, enteros

Un puñado de aceitunas negras

1 cebolla mediana, pelada y en rodajas

3.5 onzas queso de cabra fresco

2 rábanos, en rodajas

3.5 onzas de lechuga de cordero

2 cucharadas de jugo de lima recién exprimido

3 cucharadas de aceite de oliva extra virgen

Sal a gusto

Preparación:

Poner los vegetales en una taza grande. Añadir aceite de oliva, queso de cabra, jugo de lima fresco y sal a gusto. Mezclar para combinar.

Información nutricional por porción: Kcal: 225, Proteínas: 18.5g, Carbohidratos: 10g, Grasas: 35g

28. Champiñones al Queso

Ingredientes:

2 calabacines pequeños, en rodajas longitudinales

½ taza de queso Cottage

1 taza de lechuga de cordero

1 taza de tomates cereza

½ taza de champiñones, en rodajas

1 cucharadita de sal

½ cucharadita de pimienta negra molida fresca

2 cucharadas de aceite de oliva

Preparación:

Lavar y secar el calabacín con papel de cocina. Cortar longitudinalmente.

Usar un grill grande y engrasarlo con aceite de oliva. Calentar a fuego medio/alto y grillar los calabacines por 3-4 minutos de cada lado. Remover de fuego y dejar reposar.

Mientras tanto, añadir los champiñones al grill y cocinar hasta que el líquido se evapore. Remover del fuego.

Poner la lechuga de cordero, queso Cottage y tomates cereza en una taza grande. Añadir el calabacín y champiñones grillados, y sazonar con sal y pimienta. Mezclar para combinar y servir.

Información nutricional por porción: Kcal: 220, Proteínas: 27g, Carbohidratos: 14g, Grasas: 24g

29. Envueltos de Repollo Vegetarianos

Ingredientes:

1 libra de hojas de repollo frescas

3 huevos grandes

½ taza de coliflor, pre cocida y picada fina

1 tomate mediano

1 cucharada de perejil fresco, trozado

¼ cucharadita de sal marina

¼ cucharadita de pimienta negra, molida

5 cucharadas de aceite de oliva

Preparación:

Poner los huevos en una olla grande. Agregar agua hasta cubrir y hervir. Cocinar por 10 minutos. Remover del fuego y dejar enfriar, luego pelar. Poner en una taza mediana y aplastarlos con un tenedor. Dejar a un lado.

Lavar, pelar y trozar el tomate. Ponerlo en una taza grande. Combinar los huevos, coliflor, perejil, sal y pimienta. Añadir 2 cucharadas de aceite de oliva. Poner 2 cucharadas de esta mezcla en cada hoja de repollo. Enrollar bien y cubrir las puntas.

Agregar el aceite restante a una olla profunda. Poner los rollos en ella y añadir 1 taza de agua. Cubrir y cocinar a fuego medio/alto por 20 minutos.

Información nutricional por porción: Kcal: 240, Proteínas: 29g, Carbohidratos: 27g, Grasas: 42g

30. Ensalada de Brócoli Caliente

Ingredientes:

12 onzas paquete de ensalada de brócoli

½ taza de Brotes de Bruselas, por la mitad

½ taza de coliflor, trozada

Un puñado de col rizada picada fina

3 cucharadas de aceite de sésamo

1 cucharadita de jengibre, rallado

½ cucharadita de sal

¼ taza de yogurt de leche de cabra

Preparación:

Calentar el aceite en una sartén grande. Añadir los brotes de Bruselas y coliflor. Cocinar por 10-15 minutos, revolviendo constantemente.

Añadir la ensalada de brócoli, jengibre rallado, sal y col rizada. Agregar ¼ taza de agua y continuar cocinando por otros 10 minutos. Cuando el agua se haya evaporado, añadir el yogurt y remover del fuego.

Servir caliente.

Información nutricional por porción: Kcal: 214, Proteínas: 9g, Carbohidratos: 13g, Grasas: 15g

31. Kebab Vegetariano

Ingredientes:

1 lb. floretes de coliflor, por la mitad

2 cebollas grandes, ralladas

5 cucharadas de aceite de oliva extra virgen

½ cucharadita de red pimienta, molidos

½ cucharadita de orégano seco

¼ cucharadita de sal

¼ cucharadita de pimienta negra molida

1 cucharada de salsa de tomate

2 tazas de agua tibia

1 tomate grande en rodajas en gajos

½ pimiento verde, trozado

1 taza de yogurt natural, o crema agria

Preparación:

Primero, poner las cebollas en una procesadora y pulsar hasta que esté suave. Transferir el líquido a una taza grande y remover la pulpa restante.

Cortar los floretes de coliflor en piezas del tamaño de un bocado.

Combinar las especias con 2 cucharadas de aceite de oliva y cebollas. Revolver bien. Agregar la coliflor y mezclar. Tapar y dejar a un lado.

Precalentar el aceite restante a fuego medio. Añadir la salsa de tomate y revolver bien. Puede añadir una pizca de ají picante, aunque esto es opcional. Agregar el agua, una pizca de sal, y hervir por unos minutos. Remover del fuego y dejar a un lado.

Mientras tanto, calentar 2 cucharadas de aceite vegetal y añadir la coliflor. Freír, revolviendo, por 10 minutos. Agregar la salsa de tomate y cebollas. Revolver bien y cocinar otros 5 minutos. Dejar a un lado.

Poner las piezas de coliflor en una fuente, cubrir con la salsa de tomate y pimienta, y servir con yogurt o crema agria.

¡Disfrute!

Información nutricional por porción: Kcal: 190, Proteínas: 12g, Carbohidratos: 21g, Grasas: 22g

32. Gazpacho Frío

Ingredientes:

1 libra de tomates frescos, pelados y trozados finamente

3 pepinos grandes, cortados finamente

3 cebollas de verdeo, cortadas finamente

1 cebolla morada mediana, cortada finamente

1 cucharada de pasta de tomate, sin azúcar

½ cucharadita de sal

1 cucharada de comino molido

¼ cucharadita de pimienta

Perejil fresco, para servir

Preparación:

Precalentar una sartén antiadherente a fuego medio/alto. Agregar las cebollas y freír por 3-4 minutos. Añadir los tomates, pasta de tomate, pepino, comino, sal y pimienta. Cocinar por otros 5 minutos, o hasta que caramelice.

Agregar 3 tazas de agua tibia, reducir el fuego al mínimo y cocinar por 15 minutos. Agregar 1 taza de agua más y hervir. Remover del fuego y servir con perejil fresco.

Servir frío.

Información nutricional por porción: Kcal: 320, Proteínas: 12.5g, Carbohidratos: 70g, Grasas: 13g

33. Hamburguesas Dulces de Almendra

Ingredientes:

1lb floretes de coliflor, en rodajas

7 onzas almendras, tostadas

1 taza de leche de almendra

1 huevo

1 cucharadita de sal marina

1 cucharada de manteca de almendra

1 taza de harina de almendra

½ taza de perejil, cortado finamente

½ taza de yogurt natural

Aceite vegetal

Preparación:

Poner los floretes de coliflor en una olla profunda. Añadir agua hasta cubrir y hervir. Cocinar hasta que ablanden. Remover del fuego y transferir a una taza. Agregar 1 cucharadita de sal, leche de almendra y manteca de almendra. Aplastar hasta obtener un puré suave. Dejar a un lado.

Picar las almendras y combinarlas con el puré de coliflor. Agregar harina de almendra, huevos y perejil. Mezclar bien. Usando sus manos, formar hamburguesas de 1 pulgada de espesor.

Precalentar aceite a fuego medio/alto. Freír cada hamburguesa por 2-3 minutos de cada lado.

Información nutricional por porción: Kcal: 322, Proteínas: 17g, Carbohidratos: 18g, Grasas: 28g

34. Envueltos de Lechuga con Queso Cremoso

Ingredientes:

3 hojas de lechuga iceberg grandes

1 tomate mediano

½ pimiento rojo, cortadas finamente

1 diente de ajo, molido

1 cucharadita de orégano seco

2 cucharadas de queso de cabra rallado (puede ser reemplazado con otro queso)

1 cucharadita de aceite de oliva extra virgen

½ cucharadita de sal

2 cucharadas de perejil picado fino

Preparación:

Combinar el tomate, pimienta, dientes de ajo, orégano, aceite de oliva, sal y perejil en una taza grande. Esparcir la mezcla sobre cada hoja de lechuga y enrollar. Asegurar con un palillo de madera y servir.

¡Disfrute!

Información nutricional por porción: Kcal: 133, Proteínas: 7g, Carbohidratos: 11g, Grasas: 21g

35. Verdes Cocidos a Fuego Lento con Menta Fresca

Ingredientes:

3.5 onzas achicoria fresca, desmenuzada

3.5 onzas espárragos, cortados finamente

3.5 onzas Acelga, desmenuzada

Un puñado de menta fresca, trozada

Un puñado de ensalada de rúcula, desmenuzada

3 dientes de ajo, molidos

¼ cucharadita de pimienta negra molida fresca

1 cucharadita de sal

¼ taza de jugo de limón fresco

Aceite de oliva

Preparación:

Llenar una olla grande con agua salada y agregar los verdes. Hervir y cocinar por 2-3 minutos. Remover del fuego y colar.

En una sartén mediana, calentar 3 cucharadas de aceite de oliva. Añadir el ajo y freír por 2-3 minutos. Agregar los verdes, sal, pimienta y la mitad del jugo de limón. Freír por 5 minutos, revolviendo.

Remover del fuego. Sazonar con jugo de limón y freír

Información nutricional por porción: Kcal: 55, Proteínas: 4g, Carbohidratos: 7g, Grasas: 8g

36. Caponata Caliente

Ingredientes:

7 onzas Brotes de Bruselas, trozado en piezas del tamaño de un bocado

1 calabacín, en rodajas

1 cebolla mediana, pelada y trozada

2 tomates grandes frescos, trozados

3.5 onzas repollo, rallado

1 ají picante mediano

2 tallos de apio

3 cucharadas de aceite de oliva

1 cucharada de vinagre de vino tinto

Sal a gusto

½ cucharadas de albahaca, seca

Preparación:

Trozar el calabacín en piezas del tamaño de un bocado y sazonar con sal. Dejar reposar por 5 minutos y lavar bien.

Mientras tanto, calentar el aceite de oliva a fuego medio. Añadir las cebollas y freír por 2-3 minutos. Agregar el apio, albahaca, sal, vinagre y tomates. Continuar cocinando por 2 minutos más.

Transferir a una olla profunda y agregar los otros ingredientes. Añadir 1 taza de agua y cocinar por 20 minutos a fuego alto.

Información nutricional por porción: Kcal: 160, Proteínas: 11g, Carbohidratos: 28g, Grasas: 9g

37. Canelones Cremosos

Ingredientes:

5 crepes

¼ taza de aceite de coco

3 onzas harina de coco

2pts leche de coco

8.8 onzas queso ricota

3 onzas queso parmesano rallado

5 onzas espinaca fresca, desmenuzada

Sazón a gusto

Preparación:

Precalentar el horno a 350 grados.

Hervir el aceite de coco, harina y leche a fuego lento, batiendo constantemente hasta que espese. Poner la mitad de la salsa en una taza y mezclar con ricota, parmesano, espinaca y sazón a gusto.

Poner una crepe en la superficie plana. Poner 1/5 de la mezcla encima. Enrollar y poner en una fuente de hornear. Repetir el proceso hasta usar todos los ingredientes.

Hornear por 10 minutos, remover del horno y servir.

Información nutricional por porción: Kcal: 500, Proteínas: 31g, Carbohidratos: 11.5g, Grasas: 50g

38. Sopa Dulce de Tomate

Ingredientes:

2 onzas tomate, pelado y trozado grueso

Pimienta negra molida a gusto

1 cucharada de apio, cortado finamente

1 cebolla, en cubos

1 cucharada de albahaca fresca, cortada finamente

Agua fresca

Preparación:

Precalentar una sartén antiadherente a fuego medio/alto. Añadir las cebollas, apio y albahaca fresca. Rociar con pimienta y freír por 10 minutos, hasta que caramelice.

Agregar el tomate y ¼ taza de agua. Reducir el fuego al mínimo y cocinar por 15 minutos, hasta que ablande. Agregar 1 taza más de agua y hervir. Remover del fuego y servir con perejil fresco.

Información nutricional por porción: Kcal: 25 Proteínas: 0.7g, Carbohidratos: 4.9g, Grasas: 0.9g

39. Bolas Proteicas de Chocolate

Ingredientes:

1 taza de almendras tostadas, cortadas finamente

½ taza de manteca de cacao

½ taza de endulzante, en polvo

2 cucharadas de semillas de chía

¼ taza de polvo de cacao crudo

3 claras de huevo

¼ taza de leche de coco

Preparación:

Combinar los ingredientes en una taza y mezclar bien para combinar. Formar las bolas con sus manos y refrigerar por 30 minutos.

Información nutricional por porción: Kcal: 260, Proteínas: 11g, Carbohidratos: 9g, Grasas: 28g

40. Ensalada del Chef Para Llevar

Ingredientes:

3 huevos grandes

½ pepino, en rodajas

1 tomate pequeño, trozado

1 taza de lechuga fresca, desmenuzada

1 pimiento verde pequeño, en rodajas

½ cucharadita sal

1 cucharada de jugo de lima

3 cucharadas de aceite de oliva

Preparación:

Hervir los huevos por 10 minutos. Remover, lavar y dejar reposar. Pelar y rebanar. Transferir a una jarra grande.

Combinar los vegetables en la jarra. Añadir la carne y mezclar bien. Sazonar con sal y jugo de lima. Tapar y estará listo para llevar.

Información nutricional por porción: Kcal: 55, Proteínas: 7g, Carbohidratos: 2.8g, Grasas: 11.3g

41. Ensalada Súper Saludable de Hojas de Remolacha

Ingredientes:

8 onzas puerro, trozadas en piezas del tamaño de un bocado

Un puñado de hojas de remolacha

1 tomate grande trozadas

2 dientes de ajo, cortados finamente

3 cucharadas de aceite vegetal

Unas hojas de menta

½ cucharadita de sal

½ cucharadita de pimienta roja

½ cucharadita de Pimienta cayena

Preparación:

Calentar aceite vegetal en una sartén grande. Freír el ajo por 2-3 minutos, o hasta que marchite. Agregar el puerro, sal, pimienta y pimienta cayena. Cocinar por 10 minutos, a fuego medio, revolviendo constantemente. Remover del fuego y transferir a una taza.

Agregar un puñado de hojas de remolacha, tomate trozado y menta fresca. Mezclar bien para combinar y servir.

Información nutricional por porción: Kcal: 133, Proteínas: 2.1g, Carbohidratos: 15g, Grasas: 15.5g

42. Batido de Jengibre y Durazno

Ingredientes:

1 taza de leche de coco

1 cucharada de aceite de coco

1 cucharada de semillas de chía

1 cucharadita de jengibre, molido

2 cucharadita de endulzante, en polvo

1 cucharadita de extracto puro de durazno, sin azúcar

Preparación:

Combinar los ingredientes en una licuadora y pulsar para combinar. Puede agregar cubos de hielo, pero esto es opcional. Servir frío.

Información nutricional por porción: Kcal: 417, Proteínas: 6g, Carbohidratos: 10g, Grasas: 41g

43. Batido de Cereza y Palta

Ingredientes:

½ palta madura, trozada

1 taza de agua de coco, sin azúcar

1 cucharada de jugo de lima fresco

1 cucharadita de endulzante, en polvo

1 cucharadita de extracto de cereza puro, sin azúcar

Preparación:

Poner los ingredientes en una procesadora y pulsar para combinar. Servir frío.

Información nutricional por porción: Kcal: 210, Proteínas: 4.5g, Carbohidratos: 18g, Grasas: 16g

44. Batido Fresco de Palta

Ingredientes:

½ palta, trozada

1 taza de leche de coco

1 cucharada de nueces, trozadas

1 cucharadita de extracto de vainilla, sin azúcar

1 cucharadita endulzante, en polvo

Un puñado de cubos de hielo

Preparación:

Poner los ingredientes en una licuadora y pulsar para combinar. Servir frío.

Información nutricional por porción: Kcal: 212, Proteínas: 8g, Carbohidratos: 12g, Grasas: 36g

45. Yogurt de coco con Semillas de chía y Almendras

Ingredientes:

1 taza de yogurt de coco

3 cucharadas de semillas de chía

1 cucharadita de almendras tostadas, cortadas finamente

2 cucharadita de endulzante, en polvo

Preparación:

Para esta simple receta, combinar 3 cucharadas de semillas de chía con 1 taza de yogurt de coco, 1 cucharadita de almendras molidas y 1 cucharada de miel. Usar un tenedor o batidora eléctrica para obtener una mezcla suave. Dejar enfriar en la nevera.

Puede combinar ¾ taza de yogurt de coco con ¼ taza de yogurt de arroz para más sabor.

Información nutricional por porción: Kcal: 312, Proteínas: 14g, Carbohidratos: 44g, Grasas: 41g

46. Pudín de Coco

Ingredientes:

2 tazas de leche de coco sin azúcar (puede usar leche de almendra para más sabor)

¼ taza de copos de coco tostados

1 cucharada nueces, cortadas finamente

1 cucharada de avellanas, cortadas finamente

1 cucharadita de miel

1 cucharadita de canela, molida

½ cucharadas de sin azúcar extracto de vainilla

Preparación:

En una cacerola mediana, hervir 2 tazas de leche de coco. Añadir, revolviendo gentilmente, los copos de coco, y reducir el fuego al mínimo. Cocinar hasta que hayan duplicado su tamaño, y luego agregar las nueces, avellanas, miel, canela y extracto de vainilla.

Revolver bien y cocinar por otros 5 minutos.

Remover del fuego y dejar reposar un rato. Transferir a tazas para servir y refrigerar por 30 minutos antes de servir.

Información nutricional por porción: Kcal: 193, Proteínas: 3.8g, Carbohidratos: 6g, Grasas: 12g

OTROS TITULOS DE ESTE AUTOR

70 Recetas De Comidas Efectivas Para Prevenir Y Resolver Sus Problemas De Sobrepeso: Queme Calorías Rápido Usando Dietas Apropiadas y Nutrición Inteligente

Por

Joe Correa CSN

48 Recetas De Comidas Para Eliminar El Acné: ¡El Camino Rápido y Natural Para Reparar Sus Problemas de Acné En 10 Días O Menos!

Por

Joe Correa CSN

41 Recetas De Comidas Para Prevenir el Alzheimer: ¡Reduzca El Riesgo de Contraer La Enfermedad de Alzheimer De Forma Natural!

Por

Joe Correa CSN

70 Recetas De Comidas Efectivas Para El Cáncer De Mama: Prevenga Y Combata El Cáncer De Mama Con una Nutrición Inteligente y Alimentos Poderosos

Por

Joe Correa CSN

www.ingramcontent.com/pod-product-compliance
Lightning Source LLC
Chambersburg PA
CBHW051034030426
42336CB00015B/2863